De l'état

des

fonctions gastriques

après la Gastroenteroanastomose

pour Sténose cancéreuse du pylore

ÉDITEURS

A. STORCK — G. MASSON
LYON — PARIS

1895

Dʳ Félix MAHAUT

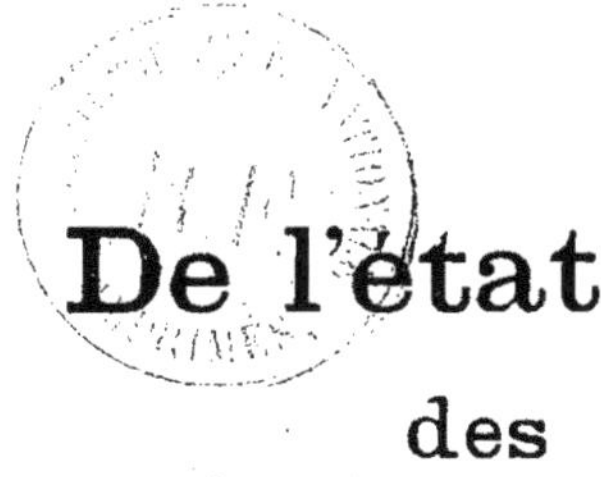

De l'état
des
fonctions gastriques

après la Gastroenteroanastomose

pour Sténose cancéreuse du pylore

ÉDITEURS

A. STORCK | G. MASSON
LYON | PARIS

1895

En tête de ce modeste travail, je veux témoigner ma reconnaissance envers ceux qui ont été mes amis ou mes maîtres pendant le cours de mes études médicales.

Au premier rang, je placerai mon frère aîné et M. le Dr Georges Lamoureux, dont les conseils ont éclairé mes incertitudes de jeune homme; M. le professeur Heydenreich, doyen de la Faculté de Nancy, qui a protégé mes premiers pas dans la carrière médicale. Ma reconnaissance pour eux ne pourra jamais égaler ma dette.

J'ai été stagiaire pendant près de deux ans dans le service de M. le Dr Bouveret. C'est là que j'ai commencé à m'intéresser à la pathologie de l'estomac et que j'ai recueilli plusieurs observations intéressantes pour mon travail. D'autres ont déjà dit la bonté et la bienveillance de M. Bouveret. J'ai admiré sa méthode impeccable, son ardent désir de faire aimer la science médicale, et de faire profiter de son expérience tous ceux qui l'écoutent. Qu'il me permette de lui témoigner ma reconnaissance et de lui dire ma fierté d'avoir été son élève, mon regret de perdre son enseignement quotidien.

Dans le temps trop court où ce travail m'a mis en relation avec M. le professeur agrégé Devic, j'ai pu apprécier le charme de son accueil, la séduction de sa conversation, sa simplicité et sa spirituelle bonhomie. Ses conseils, imprégnés d'une science et d'une érudition profondes, feront le principal mérite de ce travail. Je suis heureux de lui témoigner ici ma reconnaissance.

F. Mahaut.

1

J'ai fréquenté avec plaisir le service de M. le professeur agrégé Gangolphe et je tiens de lui les quelques notions pratiques que je possède en chirurgie. Je le remercie de la bonne grâce avec laquelle il prodigue les conseils de son expérience.

Merci à MM. Jaboulay, Villard, Tournier et Paviot pour les renseignements précieux qu'ils m'out donnés. Merci enfin à tous ceux qui, à la Faculté ou à l'Ecole du Service de Santé militaire, se sont intéressés à moi. Je nommerai particulièrement M. le médecin-major Janet, dont les renseignements m'ont en outre épargné de longues recherches bibliographiques.

Enfin, entre tous mes camarades de promotion, dont l'agréable compagnie m'a aidé à supporter trois longues années d'internement, je réserve la première place au Dr Henriot. Je ne puis regretter ce séjour à l'Ecole, qui m'a procuré une amitié telle que la sienne.

Avec son amabilité et sa courtoisie habituelles, M. le professeur Teissier a bien voulu accepter la présidence de ma thèse. Qu'il reçoive ici l'expression de ma gratitude.

INTRODUCTION

Le point de départ de ce travail est une observation de
M. le professeur agrégé Devic concernant une femme
atteinte d'un cancer du pylore et qui avait subi avec
succès la gastro-entéro-anastomose. Cette opération avait
été pratiquée par M. le Dr Villard, prosecteur et depuis
chef de clinique chirurgicale, avec l'assistance de M. le
professeur agrégé Gangolphe.

La **gastro-entérostomie** dans le traitement du **cancer
du pylore** est une question toute d'actualité. Aussi,
quand nous avons été demander à M. Devic un conseil
pour le choix de notre travail inaugural, il nous a
engagé à étudier ce sujet et nous a gracieusement offert
son observation inédite. Cette observation a une grande
valeur parce que le fonctionnement de l'estomac a été
étudié complètement avant et après l'opération. On a pu
ainsi se rendre compte des modifications fonctionnelles
obtenues par l'intervention chirurgicale. Or, cette question si intéressante est encore très peu connue. Elle fera
l'objet de notre travail.

Il est évident que pour se faire une opinion sur la
valeur thérapeutique de la gastro-entérostomie dans le

traitement palliatif du **cancer du pylore**, la première
chose qui préoccupera un médecin, sera de connaître non
seulement les chances de succès opératoire et le taux de
la mortalité, mais encore les différentes améliorations
que cette opération peut procurer.

Les chirurgiens ont répondu à ce desideratum légitime
en disant brièvement que la gastro-entérostomie chez les
cancéreux du pylore supprime tous les symptômes de la
sténose et ses conséquences fâcheuses ; qu'elle peut
supprimer les vomissements, les phénomènes douloureux ;
qu'elle permet le rétablissement de la nutrition, carac-
térisé par une reprise de l'appétit et par une augmentation de poids plus ou moins considérable.

C'est déjà très intéressant, mais ce n'est pas suffisant
pour satisfaire l'esprit d'un médecin. On voudrait avoir
des détails précis sur cette amélioration et sur son mécanisme, on voudrait savoir comment fonctionne cet
estomac cancéreux après une modification artificielle de
ce genre.

Nous avons recherché dans la littérature ce qui a déjà
été fait sur ce sujet. Les travaux parus jusqu'ici présentent, à notre avis, le grave défaut d'envisager la question d'une façon peu médicale et de ne pas distinguer les
diverses espèces de sténoses qui relèvent du même traitement chirurgical, et parmi lesquelles le cancer a une
place à part.

Les modifications que la gastro-entéro-anastomose peut
apporter au fonctionnement de l'estomac doivent être
différentes dans deux affections de nature aussi disparates.
Dans le cas de sténose cicatricielle, l'opération peut être
radicale, tandis que dans la sténise cancéreuse, elle ne

peut être que palliative. Et il né nous semble pas légitime de tirer des conclusions d'un cas à l'autre.

Nous n'étudierons ici que les cas où la sténose est de *nature cancéreuse*. Nous publions les observations qui se rapportent à ce sujet. Elles ne sont pas encore nombreuses. Outre l'observation de M. Devic et une autre de MM. Debove et Soupault, nous avons trouvé cinq observations allemandes. Nous avons essayé d'augmenter encore ce nombre de faits qui est réellement très faible. Mais nous nous sommes heurté à des difficultés qui nous ont fait comprendre pourquoi les observations sont si peu nombreuses jusqu'ici. Outre que l'attention n'était pas attirée sur ce sujet, on a affaire à chaque instant à une impossibilité matérielle.

Sur six malades que nous avons suivis dans cette intention, et dont l'examen avant l'opération avait été fait par MM. Bouveret, Devic et Tournier, deux sont morts dans le collapsus ou le délire d'inanition, quelques heures après l'opération.

Deux autres sont encore vivants en ce moment. Mais l'une a refusé de subir un nouvel examen et a quitté l'hôpital sans qu'on ait pu faire une seule constatation précise sur le fonctionnement de son estomac, l'autre va bien, mais il est opéré depuis deux semaines seulement ; on n'a donc pas encore pu lui passer la sonde.

Enfin, des deux autres, l'une, observée très soigneusement par M. Tournier, n'a pas été suivie depuis l'opération, et on n'a pu avoir sur elle que des renseignements incomplets et insuffisants.

La dernière malade est celle dont nous publions l'observation, qui a été prise par M. Devic. Cette observation est à peu près parfaite. Il n'y manque que l'autopsie, qui malheureusement n'a pu être faite.

Nous ne publierons pas les autres observations. Elles sont cependant très intéressantes, soit à cause de l'histoire clinique avant l'opération. Soit à cause du mode opératoire employé. Dans tous ces cas, en effet, on a employé pour faire la fistule gastro-intestinale un **Bouton de Murphy** modifié d'après les indications de M. le Dr Villard. Aussi elles seront probablement publiées dans un travail à ce sujet. Mais dans le cours de la discussion, nous nous servirons au besoin des faits qu'elles relatent, car ce sont des faits que nous aurons personnellement constatés.

CHAPITRE PREMIER

OBSERVATION 1

Malade observée par M. Devic dans le service de M. Teissier qu'il
suppléait
Néoplasme du pylore, obstruction incomplète ; gastro-entéro-anastomose avec le bouton de Villard. Survie, de cent-cinq jours.

Césarine B..., âgée de 40 ans, entrée le 21 janvier 1895 à
l'Hôtel-Dieu (Salle des 3° femmes, n° 9). Décédée le 15 mai 1895.

Rien d'intéressant dans ses antécédents héréditaires. Elle n'a
jamais été malade. Elle a eu quatre enfants; le premier, qui
aurait actuellement 10 ans, est mort à quatorze mois. Les trois
autres ont 6 ans, 4 ans et 14 mois. C'est pendant qu'elle nour-
rissait ce dernier, il y a sept ou huit mois, qu'elle est tombée
malade. Elle l'a sevré sur le conseil de son médecin. Depuis,
elle n'a pas vu reparaître ses règles.

Avant cette époque elle n'avait jamais eu de troubles gastriques. Elle s'alimentait surtout auparavant avec des pommes
de terre.

Depuis sept ou huit mois elle souffre de l'estomac et vomit
presque tous ses aliments. Les vomissements sont assez irrégu-
liers. Cependant, le plus habituellement, c'est de une heure à
deux ou trois heures après le repas du soir qu'ils surviennent.
Quelquefois aussi, mais plus rarement, dans l'après-midi ; deux
ou trois fois seulement ils ont apparu le matin, jamais la nuit.
Ils sont précédés et accompagnés de douleurs abdominales assez
vives. Les douleurs occupent l'épigastre et les hypochondres, ne
s'irradient pas dans le dos et ne cessent pas après les vomissements. En même temps se produisent des éructations liquides

et gazeuses, aigres et brûlantes, n'agaçant pas les dents, quelquefois d'une odeur nauséabonde. Depuis le début de sa maladie, elle n'a guère eu qu'une période de quinze jours pendant laquelle elle n'a pas vomi.

Cependant l'appétit est assez bien conservé, elle préfère même la viande aux autres aliments et trouve que ce sont les farineux, la salade et le vin qui la fatiguent le plus.

Dans ses vomissements, elle a remarqué que les aliments n'étaient pas digérés et qu'il s'y trouvait souvent des aliments qu'elle avait mangés la veille.

Elle a maigri beaucoup et complètement perdu ses forces. Il n'y a jamais eu ni hématémèse ni melœna.

Actuellement. — Il s'agit d'une femme de petite taille, assez chétive, très amaigrie. Pas d'œdème des membres inférieurs.

Le ventre est augmenté de volume et à sa surface se dessine un réseau veineux assez accentué. Pas de matité mobile dans les flancs.

La palpation révèle une tumeur de la grosseur d'une petite orange, irrégulière et bosselée, douloureuse à la palpation, siégeant dans l'hypochondre droit, exactement à trois travers de doigt du rebord costal et à cinq à droite de l'ombilic. Pendant qu'on l'explore, on sent parfois à sa surface de petits froissements neigeux. La palpation de l'abdomen provoque des contractions de l'estomac, qui se produisent aussi spontanément, mais plus rarement. Clapotage considérable quand l'estomac est modérément distendu.

Pendant les contractions, le contour de l'estomac devient très visible. Son bord inférieur descend verticalement jusqu'à trois ou quatre travers de doigt au-dessus du pubis puis décrit une courbure qui va rejoindre la tumeur signalée plus haut. La petite courbure est également visible, et pendant ces contractions, il se produit un aplatissement marqué dans la région sous-hépatique. La ligne qui marque la petite courbure descend de l'appendice xyphoïde parallèlement à la grande courbure;

puis, un peu au-dessus de l'ombilic, se recourbe pour aller rejoindre la tumeur. Pendant la contraction de l'estomac la malade ressent comme une colique.

La cicatrice ombilicale n'est pas adhérente ni rétractée. Dans les plis de l'aine, il y a de petits ganglions, mais peu volumineux, peu durs, très mobiles. Pas de ganglions ni pelviens, ni sus-claviculaires.

Au cœur : Pointe dans le cinquième espace sur la ligne mamelonnaire. Souffle systolique très léger à la base, sur le bord gauche du sternum. Murmure des jugulaires peu accentué des deux côtés. Absence complète de souffle oculaire. Numération des globules 1.980.000 par millim. cube. Leucocytose légère.

Rien au poumon ni dans les plèvres.

Pas de sucre ni d'albumine dans les urines.

Rate non augmentée de volume. Foie paraissant normal.

Rien au toucher vaginal, utérus mobile, culs-de-sac libres

23 janvier. — Hier, après avoir mangé à 4 heures du soir, la malade a vomi à 6 heures puis à 8 heures. Analyse des vomissements :

L'un, 2 h. après le repas	*L'autre, 4 h. après le repas*
A = 2,08	A = 2,42
VB = positif	VB = positif
G = un peu	G = 0
Acide lactique = à peine sensible	Acide lactique = très marquée
Odeur aigrelette	Odeur butyrique

Ce matin on [retire de l'estomac environ deux litres de bouillie alimentaire et après on *perçoit encore du clapotage.* La malade se refuse à la continuation de l'exploration.

24 janvier. — Hier soir, par exception, la malade n'a pas vomi et s'est senti soulagée. Ce matin il y a encore des liquides dans l'estomac mais beaucoup moins qu'avant-hier.

L'estomac est un peu revenu sur lui-même ; en même temps la tumeur s'est peu à peu rapprochée de la ligne médiane.

Actuellement la tumeur est à l'ombilic. On insuffle l'estomac et on voit la tumeur se déplacer de nouveau à droite, à quatre centimètres de la ligne médiane.

25 janvier. — Après un repas d'épreuve précédé d'un lavage et composé de 50 gr. de viande, 60 gr. de mie de pain, un verre d'eau, on a retiré environ 300 gr. de bouillie alimentaire d'odeur nauséabonde. L'analyse a donné les résultats suivants :

Peu de mucus. Sur le filtre, beaucoup de viande. Pas d'HCl libre. Réaction de Günzbourg négative. Une petite quantité d'H Cl combiné.

Avec le vert brillant, on a une coloration vert pré peu intense mais très nette. Acide lactique en quantité marquée avec le réactif d'Uffelmann. L'acidité total exprimée en HCl est est de 2, 16 0/0.

Quantité des urines émises en 24 heures.

Le *23 janvier*. — 450 cc.

Le *24 janvier*. — 800 cc.

Le *25 janvier*. — 700 cc.

La malade boit une certaine quantité de bouillon et de lait qu'elle ne vomit pas.

29 janvier. — Du salol est donné à deux heures et à deux heures et quart on trouve la réaction de l'acide salicylurique dans l'urine, à quatre heures et demie. L'iodure de potassium administré la veille, à deux heures du soir a apparu dans l'urine, à quatre heures. Depuis son entrée à l'hôpital, la malade a vomi régulièrement chaque jour plusieurs fois ses aliments. L'irrégularité des vomissements paraît tenir à la quantité des aliments ingérés. L'estomac se laisse distendre comme une poche inerte par les aliments qui y séjournent et il se vide par la bouche quand la distension a atteint son plus haut degré.

Jamais d'hématémèse. L'appétit est assez bien conservé. La sténose du pylore paraît être incomplète. La constipation est rebelle. Pas de selles spontanées, mais au moyen de lavements quotidiens on obtient quelques cybales très dures. Elles n'a jamais eu de diarrhée depuis le début de sa maladie. On propose à la malade l'intervention chirurgicale.

31 janvier. — Ce matin, M. Villard a fait la gastro-entéroanastomose au moyen de son bouton. Après un lavage soigneux de l'estomac, le ventre s'est affaissé et la tumeur faisait une saillie notable à gauche de l'ombilic et à sa hauteur.

L'incision faite sur la ligne médiane avait de douze à quinze centimètres. L'estomac attiré en partie au dehors ne paraît pas très dilaté. On procède à la recherche de la première partie du jéjunum, par dessous le grand épiploon et le colon transverse relevés. La portion choisie du jéjunum, environ à trente centimètres de son origine est anastomosée au moyen du bouton de Villard avec un point de l'estomac situé sur la face antérieure environ *à dix centimètres du pylore* et à cinq centimètres audessus de la grande courbure.

On constate de petits noyaux de généralisation sur le mésentère et un peu d'épanchement séreux dans le péritoine.

1ᵉʳ février. — La malade à souffert quelque peu pendant la journée d'hier ; mais pas de température, pas de vomissements, pas de shok. Etat général excellent.

18 février. — Les suites de l'opération ont été aussi simples que possible. La température ne s'est jamais élevée à 38°. Dès le deuxième jour, le malade a pu commencer à manger.

Depuis son opération elle n'a jamais vomi une seule fois. Elle est très contente, se sent beaucoup mieux et a repris un peu de force. Elle a engraissé de deux kilogs. Il n'y a presque plus de douleurs abdominales.

L'appétit est excellent et la malade mange beaucoup.

Constipation assez opiniâtre, la malade ne va guère à la selle qu'à l'aide de lavements et les matières sont très dures. L'examen des selles a été fait très régulièrement et le bouton n'a pas encore été retrouvé.

Actuellement, le ventre est toujours très ballonné, la palpation permet de sentir la tumeur à la même place. Elle détermine des mouvements péristaltiques qui dessinent l'estomac sur la paroi. La dilatation n'a pas sensiblement diminué.

La rétention a certainement diminué depuis l'intervention mais n'a pas disparu ; chaque matin on trouve un peu de clapotage, lors même que la malade n'a rien pris depuis au moins six heures (liquides ou solides).

On a fait deux repas d'épreuve de G. Sée. Avant chacun des deux repas d'épreuve, on a retiré avec la sonde de la bouillie à odeur de pain mouillé, à réaction acide, sans mucus (80 à 100 centimètres cubes) dont l'analyse a donné : .

1°	2°
A = 1.8	A = 1.4
VB = positif .	VB = très léger
G = 0	G = 0
Acide lactique net	Acide lactique = net
Odeur butyrique légère .	Odeur butyrique assez marquée

La bile a été constatée une fois par M. Magnien, mais on n'a pas recherché *le suc pancréatiqne*.

Repas d'épreuve. Extraction après une heure et quart.

1°	2°
A = 1.6.	A = 1.6
VB = positif	VB = positif
G = 0	G = 0
Uffelmann = assez net	Uffelmann = assez net
Peptone = positif	Id.
Achroodextrine = positif	Id.

La bile a été très nettement constatée. On n'a pas recherché le suc pancréatique, Pas d'odeur d'acide butyrique

L'insufflation a été faite prudemment. On insuffle l'estomac et le duodénum, parce qu'on a une tuméfaction aussi diffuse que celle qu'on produit dans le cas d'incontinence du pylore.

Voici les poids :

Avant l'opération .... 32 kil.
10 jours après................................... 34 —
23   —   .... 35 —
32   —   .... 36 —
40   —   .... 37 —
47   — 38 500

Depuis son opération, la malade n'a pas eu un seul vomissement. Son appétit est meilleur, les douleurs abdominales ont
totalement disparu. Elle porte une ceinture abdominale pour
protéger sa cicatrice.

La malade quitte l'Hôtel-Dieu le 18 mars 1895.

Le 17 avril. — Un mois après. Etat général excellent. Plus de
vomissements. Fonctions digestives parfaites en apparence.
Poids 38 kil. Pas d'œdème.

La malade vaque à son ménage sans toutefois pouvoir se
livrer à des travaux pénibles.

Mais, à partir de ce moment, les douleurs épigastriques qui
avaient cessé reparaissent et s'irradient vers le dos et les
épaules. Elles troublent le sommeil. Aussi la malade commence
à s'affaiblir et à pâlir quoiqu'elle s'alimente bien.

Au commencement de mai, la malade veut revenir à Lyon,
mais ses forces ne le lui permettent pas.

Le 7 mai. — Elle a perdu 2 kil. Elle s'alite, la diarrhée
apparaît, ainsi que le melœna.

Pas d'hématémèse ni de vomissement. La malade prend du
bouillon. Etat stationnaire jusqu'au 15 mai, où elle meurt
brusquement d'une hématémèse.

L'autopsie n'a pu être pratiquée. Le bouton anastomotique
n'a jamais été retrouvé dans les selles, malgré des recherches
attentives.

OBSERVATION II

(Debove-Soupault) *Bulletin de l'Acad. de médecine*, (6 août 1895).

Obstacle du pylore. Persistance de HCl dans le liquide gastrique.
Pas d'acide lactique. Fastro-entérostomie. Tumeur pylorique, Chi-
misme post-opératoire.

Malade âgé de 37 ans. Depuis 4 ans il souffre de l'estomac. Il
a eu d'abord des douleurs 4 ou 5 heures après les repas, surtout
après le repas de midi ; elles étaient ordinairement limitées au
creux épigastrique mais s'accompagnaient d'une douleur dorsale
lorsque la crise était plus forte. Il y avait en outre du pyrosis,
jamais il n'y eut ni hématémèse, ni vomissements d'aucune
sorte, ni mélœna. Depuis 3 ou 4 mois les douleurs étaient
constantes, elles persistaient également à jeun et pendant la
période digestive.

Etat actuel (janvier 1895). Le malade est pâle et amaigri,
mais n'a pas l'aspect cachectique. L'appétit est conservé. Le
ventre ballonné, et lorsqu'on fait ingérer quelques aliments, il
se produit des contractions péristaltiques de l'estomac donnant
lieu à des tuméfactions ondulatoires de la région épigastrique ;
ces contractions sont perçues par le malade qui accuse la sensation d'une boule se promenant dans son ventre.

L'estomac, distendu par CO^2 (ingestion d'une potion de
Rivière), se dessine nettement, et l'on voit qu'il est distendu et
dilaté.

Par la palpation on sent nettement le clapotage (signe, on le
sait, bien banal), *on ne perçoit pas de tumeur.*

Par le cathétérisme, on enlève 2 litres d'un licuide brun jau-
nâtre d'odeur aigrelette et contenant des parties solides.

L'examen de ce liquide filtré donne les résultats suivants :
Acidité totale : 1,77 pour 1000.

Vert brillant : vire très nettement au *Vert pré.*

Réaction de Günzbourg : *nette* sans être intense.

Donc il existe une quantité appréciable de HCl dans le liquide gastrique. Il ne contient pas *d'acide lactique* (l'extrait éthéré ne donne pas de coloration jaune par la liqueur d'Uffelmann). Quantité assez forte d'acide acétique. Peptones très abondantes.

La difficulté de vider complètement l'estomac, nous a empêché de faire un repas d'épreuve. Le malade urinait en 24 heures 1 litre d'urine contenant 32 grammes d'urée.

Il était évident, en présence de la sténose et de la stase alimentaire, que nous avions affaire à une dilatation de l'estomac.

Cette dilatation était dûe à un obstacle pylorique, l'énergie des contractions péristaltiques, insuffisantes néanmoins pour évacuer le contenu gastrique, le démontrait suffisamment.

Quelle était la nature de l'obstacle? En nous basant sur la longue durée de la maladie, sur l'absence de la cachexie, sur la conservation de l'appétit, sur la présence de HCl dans le liquide gastrique, sur la forte proportion d'urée contenue dans l'urine, nous avions éliminé le diagnostic de cancer de l'estomac et nous avions admis qu'il s'agissait d'une cicatrice d'ulcère siégeant au pylore et développé chez une malade hyperchlorhydrique depuis plusieurs années.

Nous fûmes ultérieurement obligés de reconnaître que notre diagnostie était erroné et qu'il s'agissait d'un cancer.

Quelle que fût d'ailleurs la nature de l'obstacle pylorique, il était indiqué de pratiquer la gastro-entérostomie, elle fût faite le *20 janvier 1895* par M. Terrier. On reconnut alors que l'obstacle pylorique était de nature cancéreuse, qu'il existait au niveau du pylore une tumeur du volume d'une pomme, de coloration blanchâtre ; elle paraissait occuper toute la circonférence de cet orifice et n'adhérait pas aux organes voisins. On fit une gastro-entérostomie postérieure transmésocolique, abouchant ainsi une partie de l'estomac voisine du pylore et située à la face postérieure de cet organe avec la première partie du jéjunum.

Les suites de l'opération furent des plus simples ; au bout de quelqus jours le malade mangeait, les selles étaient normales et une augmentation de poids exprimait l'amélioration survenue.

En effet le 27 janvier le maláde pesait 47 kilogs. le 22 février 56 kilogs, le 12 mars 56 kilogs 500 (jour de sortie de l'hôpital), et 64 kilogs 200 le 20 avril. Il avait donc augmenté de 34 livres en moins de trois mois. Il a pu reprendre son travail habituel, il n'éprouve aucune sensation anormale, il se croit absolument guéri.

L'examen que nous faisons le 20 avril montrerait (si la chose avait besoin d'être démontrée) qu'il s'agit d'une guérison apparente. Le malade avait autrefois un teint pâle indiquant l'anémie, aujourd'hui il a un teint jaune paille qui rappelle tout à fait celui des cancéreux.

Par *la palpation* nous ne constatons aucune tumeur et nous ne trouvons pas de clapotage. Par la potion de Rivière nous ne pouvons distendre l'estomac, mais nous obtenons une tympanite généralisée, ce qui tient au passage immédiat des gaz dans l'intestin par la fistule gastro-entérique.

Mais si par la palpation et la distension gazeuse nous ne pouvons reconnaître la dilatation de l'estomac, le sondage nous montre qu'il est le siège d'une stase alimentaire. On retire en effet le matin à jeun par la sonde une bouillie de coloration verdâtre, d'odeur infecte, contenant des aliments en état de digestion plus ou moins avancée ; on peut extraire 500 à 600 grammes de ce liquide.

Acidité totale = 1.80. Pas d'HCl.

(Réaction de Günzbourg nulle).

Il contient de l'acide lactique (Uffelmann), de la glucose (Fehling) — de l'achroodextrine (eau iodée), de la pepsine (action sur l'albumine en acidifiant par HCl).

Il ne contient pas de *ferment pancréatique* (inaction sur la fibrine si on neutralise), il agit légèrement sur l'amidon (ce qui peut être attribué à la salive), et n'émulsionne pas les graisses, ou bien tout au plus il se produit une légère émulsion qui se détruit rapidement.

De cet examen nous pouvons conclure que malgré la gastroentérostomie, il y avait encore stase gastrique, parce que probablement l'orifice gastro-intestinal n'était pas dans la partie déclive de l'estomac et celui-ci avait été trop distendu pour qu'il pût recouvrer toute son élasticité et sa contractilité.

Les propriétés chimiques et physiques du contenu stomacal étaient celles du liquide de stase gastrique des cancéreux.

Nous avons cherché les réactions du suc pancréatique, pensant qu'une partie de ce suc pouvait refluer de l'intestin dans l'estomac. Notre recherche a été négative dans le liquide de stase. Elle a, au contraire, été positive après un repas d'épreuves

Après évacuation du liquide de stase le matin à jeun, nout lavons l'estomac aussi complètement que possible à l'eau distillée et nous faisons ingérer 60 grammes de pain rassis et 250 grammes d'eau distillée.

L'extraction a été faite au bout d'une demi-heure dans une première expérience ; au bout d'une heure dans une seconde, nous avons obtenu ainsi environ 500 centimètres cubes de liquide. Placé dans un verre conique après un repos de deux heures, il se divise en deux couches, l'une inférieure formée de fragments de pain très divisés et une supérieure composée d'un liquide verdâtre. Ce dernier filtré a une acidité de 0,20 pour 1000 et ne contient ni HCl, ni acide lactique, un peu de peptone, et de la *pepsine* (digestion de fibrine par addition de HCl), mais elle devait être inactive par la faiblesse de l'acidité totale et surtout par l'absence de HCl. Le liquide extrait contenait de fortes proportions de *bile*, comme on pouvait le reconnaître par sa couleur, par la réaction de l'acide nitrique vitreux et aussi par la réaction suivante : on coagule l'albumine par l'alcool, on décante, on ajoute quatre à cinq gouttes de H Cl, on chauffe au bain-marie, il se produit une réaction *vert-bleu* caractéristique.

Il y a donc à l'occasion de chaque digestion reflux de la bile dans l'estomac. Ce reflux paraît *n'avoir aucun inconvénient*, cela jamais le malade n'a vomi ni eu de nausée.

Il y avait reflux du suc pancréatique. Le liquide extrait par la sonde, agité avec de l'huile ou du beurre, les émulsionne et d'une façon persistante.

F. MAHAUT.

3

L'action sur l'amidon n'est pas moins évidente, il est transformé en dextrine et en glucose.

Le blanc d'œuf est attaqué puis dissous dans le *liquide neutralisé*.

Il y a donc reflux de le bile et du suc pancréatique dans l'estomac.

OBSERVATION III

KŒNSCHE. — *Deutsche méd. Wochen.*, 1892, n° 49

Femme A..., âgée de 45 ans, entrée le 27 juin 1894. La malade prétend qu'elle n'est malade que depuis quatre mois et demi. A cette époque elle remarqua une diminution brusque de l'appétit, puis des éructations nauséabondes et des vomissements, ces derniers d'abord après des repas abondants, plus tard chaque fois qu'elle avait mangé. Pas d'hématémèse, pourtant la patiente a remarqué des masses couleur marc de café dans les vomissements.

Presque au même moment, la malade se découvrait dans l'abdomen une nodosité à peine grosse comme une noix de galle, dure, douloureuse seulement par une forte pression, légèrement mobile.

Etat actuel. — Depuis le commencement de sa maladie, la malade a beaucoup maigri et perdu ses forces. Femme de moyenne taille, pâle et très cachectique. Peau sèche et flétrie. Au voisinage de l'ombilic et plutôt un peu au-dessus, on voit une voussure de la grosseur du poing. Par la palpation on peut délimiter dans la tumeur deux portions qui se tiennent l'une à l'autre. La droite est dure bosselée, un peu sensible. La gauche s'étend presque jusqu'à la ligne mamillaire. Elle couvre la région de l'estomac, elle est unie et élastique. Le tout est peu mobile.

Par l'insufflation, la portion droite se déplace un peu à droite et en haut, elle dépend du pylore. L'autre paraît être l'estomac lui-même. Celui-ci est un peu abaissé, un peu dilaté. Les parois ont une épaisseur et une résistance normales.

Le liquide stomacal est faiblement acide. Pas d'HCl libre décelable, acide lactique abondant. L'évacuation des ingesta de l'estomac dans l'intestin subit un long retard. Le suc gastrique ne digère par le blanc d'œuf. On fait la gastro-entérostomie postérieure, la portion pylorique est très hypertrophiée, dure, la lumière paraît aplatie par une tumeur qui s'étend à la petite courbure. Plusieurs ganglions indurés près du pylore. On fait une bouche de trois centimètres.

La malade a très bien supporté l'opération. Réunion par première intention. Les trois premiers jours seulement des morceaux de glace par la bouche et des lavements nutritifs, puis lait glacé, viande hachée et œufs. Au treizième jour nourriture habituelle, bien supportée.

On fit l'exploration de l'estomac, deux, trois, quatre et six mois après l'opération.

Pour ce qui est de l'influence de l'opération sur la fonction sécrétoire qui était mauvaise auparavant, il n'y a pas eu de modification heureuse. On retire un liquide à peine acide, ne contenant pas d'acide HCl libre décelable par le Günzbourg et on constate la présence d'acide lactique en abondance; on en a toujours trouvé. L'acidité totale a varié entre 0,700 et 1.400.

De même, pas de modification dans les produits de la digestion gastrique. Le liquide gastrique agissant pendant douze heures avec ou sans addition d'H Cl altérait à peine les cube d'albumine, preuve que la sécrétion de la pepsine était à peu près nulle.

Au point de vue de la motilité, les résultats furent un peu plus heureux. On a pu constater que l'évacuation de l'estomac par les ingesta était plus facile et plus rapide qu'avant. Mais pendant ces six mois d'observation, l'estomac n'était jamais évacué complètement sept heures après le repas d'épreuve.

Le pouvoir d'absorption ne présentait pas de trouble avant

l'opération. Il ne fut pas modifié d'une façon apparente. L'iode apparaissait dans la salive de douze à dix-huit minutes après son ingestion.

Les phénomènes douloureux avait disparu dès les premiers moments. Mais, par la suite, un nouveau symptôme se présenta : des vomissements et des renvois biliaires peu abondants qui avaient lieu surtout la nuit. La malade devait sept ou huit fois en une nuit vomir des mucosités teintées de bile. De plus dans les lavages les premières eaux étaient teintées de vert et présentaient les réactions de la matière colorante biliaire.

Malgré ces résultats fonctionnels, l'état général s'était bien relevé, car il y eut une augmentation de treize livres en douze semaines, puis le poids diminua. Le chiffre de l'hémoglobine ne présenta également qu'une élévation momentanée.

OBSERVATION IV

ROSENHEIM (de Berlin) *Berliner Klin. Wochens* 1894. N⁰ 50

Cancer du pylore — Dilatation de l'estomac et stagnation. Présence d'HCl libre — Gastro-entérostomie.—Amélioration de la motilité.— Disparition de la sécrétion chlorhydro-peptique — Absence d'acide lactique.

La femme Gl... 53 ans, est mère de plusieurs enfants en bonne santé. Elle a déjà souffert les années précédentes de nausées et d'oppression à l'estomac. Depuis octobre 1893, elle a des douleurs opiniâtres à l'épigastre après les repas et de grands vomissements. Amaigrissement, constipation, appétit médiocre. Au commencement de février, la malade entre à l'hôpital.

Etat actuel. — 6 février 1894. — Femme de moyenne taille, fortement constituée, amaigrie.

Langue chargée d'un enduit grisâtre. Dilatation évidente par diminution de la motilité. À trois travers de doigt au-dessus de l'ombilic un peu à droite de la ligne médiane, et sur cette même ligne, on perçoit une tumeur grosse comme la petite phalange d'un doigt, dure, très mobile, qui descend pendant l'inspiration et ne monte pas, si on la fixe avec les doigts, pendant l'expiration.

Le contenu de l'estomac avait une odeur de fermentation. Il contient de H Cl libre.

$$\text{Acidité totale } 88 = 3.212 \ 0/0$$
$$\text{H Cl libre } 9 = 0,329 \ 0/0$$

La réaction du perchlorure de fer est négative. Pas d'hypersécrétion.

En raison de la marche de la maladie et de l'état de la malade, on fit le diagnostic de carcinome. La résection fut conseillée à la malade d'une façon pressante. Mais elle n'y consentit pas. Alors on lui fit le traitement symptomatique avec les lavages, etc. On obtient par là une amélioration passagère ,mais l'amaigrissement augmentait. Enfin le 21 juin 1894, la malade consentit à l'opération. Dans l'intervalle la tumeur avait augmenté jusqu'à la grosseur d'une noix de galle.

Par la laparotomie, M. Hahn constata qu'il s'agissait d'un carcinome du pylore, en nappe, qui s'étendait jusqu'au duodénum. Sur la séreuse étaient semés de petits nodules. La tumeur présentait des adhérences lâches à la paroi abdominale de laquelle partait une bride qu'on pouvait rompre facilement. La résection ne donnait plus assez d'espérance et on fit la gastro-entérostomie.

La malade se releva d'une manière extraordinairement rapide. Elle reprit du poids ; actuellement 15 livres. Les douleurs disparurent complètement.

Maintenant (24 octobre 1894), elle se plaint de temps en temps de vertiges et d'étourdissements. L'appétit est bon, *la malade mange de tout*, et supporte en quantité modérée même les aliments les plus difficiles à digérer, le chou, le pain de sarrazin, etc., d'une façon remarquable.

L'examen fonctionnel a été pratiqué, après l'établissement

de la fistule gastro-duodénale au moins une fois par mois. Il a montré que la *fonction sécrétoire* de l'organe est toujours mauvaise, à ce point que dans les dernières recherches, le contenu stomacal a été constamment trouvé *neutre*. Jamais on n'est parvenu à déceler une production anormale d'acide lactique, non plus qu'avant l'opération. La fermentation qui existait en même temps que la stagnation et qui se traduisait par une production de gaz et d'acides volatils odorants, a totalement disparu.

La motilité de l'estomac s'est améliorée progressivement. Son exploration a été faite par la méthode des lavages, après de petits repas, car l'organe ne pouvait pas en recevoir de plus grands d'un seul coup. Voici les résultats : les aliments liquides (soupe, lait) traversent très rapidement l'estomac, d'autant plus rapidement que c'est normalement leur habitude, en particulier pour le lait. Le pain blanc, la viande, et surtout les légumes séjournent dans l'estomac, d'autant plus longtemps que ce fait a lieu dans l'estomac sain. Pourtant dès le grand matin l'estomac est complètement vide, même si le soir précédent la malade a mangé assez copieusement.

L'estomac insufflé ne laisse passer aucun gaz dans l'intestin. Si l'on sonde le malade à diverses périodes de la digestion, on se prend compte que le passage de la bouillie alimentaire se fait peu à peu et progressivement par ondées dans lesquelles les masses solides sont poussées avec les liquides à travers l'orifice.

La langue n'est plus chargée, les selles se produisent spontanément et régulièrement, tandis qu'autrefois il y avait de la constipation habituelle.

Dans ces quatre mois la *tumeur ne s'est pas accrue*, autant que la palpation permet d'en juger. Elle siège au-dessus de l'ombilic, elle est toujours à peu près de la grosseur d'une noix de galle, elle est dure, peu sensible à la pression. Elle ne se meut pendant la respiration si on la maintient fixée, et elle est un peu déplaçable verticalement.

OBSERVATION V

Rosenheim (de Berlin) *Berliner Klinische Wochenschrift*, 1894, n° 50

Cancer du pylore. — Douleurs et vomissements. — Amaigrissement. — Gastro-entérostomie. — Amélioration rapide. — Grossesse
et avortement artificiels bien supportés. — Neuf mois après,
augmentation de poids de trente livres. — Restitution de la
motilité. — Suppression de la sécrétion gastrique. — Absence
d'acide lactique.

Il s'agit d'une femme de 30 ans, présentant les symptômes
d'un cancer du pylore. Tumeur à l'épigastre. Douleurs violentes
après le repas.

Vomissements incessants. Amaigrissement. La malade était
dans un état de dépérissement très avancé, avait considéra-
blement perdu ses forces.

Dilatation assez forte. La grande courbure est au-dessous de
l'ombilic. Rétention d'un liquide assez abondant et odorant.

Présence d'HCl libre (Günzbourg positif).

Pas d'acide lactique.

Fermentation butyrique. Odeur assez forte. Autres acides
gras volatils.

Sur mon désir, M. Hahn pratiqua la gastro-entérostomie, le
7 février 1894. La malade était si affaiblie par les vomissements
incessants, que, même si le cancer avait été moins étendu qu'il
l'était déjà en réalité, on se serait difficilement décidé à une
pylorectomie.

Cette malade se releva si promptement que quelques mois
après on pouvait à peine la reconnaître. Augmentation de
poids de trente livres.

Elle devint enceinte en mai (trois mois après). A la suite de
la grossesse, les douleurs d'estomac se firent de nouveau sentir,
après avoir été complètement supprimées dans l'intervalle.

En août, elle subit à la clinique des femmes un avortement

artificiel pour lequel elle resta près d'un mois au lit, ce qui lui permit de reprendre des forces.

Aujourd'hui, c'est-à-dire neuf mois après la gastro-entérostomie, les conséquences de la grossesse sont complètement supprimées. La malade a repris son poids antérieur, elle est débarrassée de toute douleur d'estomac, elle mange en quantité modérée de tout ce que nous mangeons habituellement.

L'état objectif est aussi satisfaisant. La tumeur ne semble pas plus grosse qu'au moment de l'opération.

La fonction sécrétoire qui n'était pas très bonne auparavant *a complètement disparu*, preuve que le processus primitif a une marche progressive et qu'il est de nature maligne. On n'a pas observé, jusqu'à présent, de fermentation lactique. Elle n'existait pas avant l'opération, et elle fait défaut parce que sa condition nécessaire, stagnation avec absence d'HCl libre, n'existe pas. De plus les fermentations et autres décompositions qui existaient auparavant ont disparu.

L'estomac insufflé s'étend maintenant jusqu'à l'ombilic, qu'il dépassait auparavant.

La motilité s'est améliorée progressivement (sondage à diverses périodes de la digestion) le trouble qui existe encore aujourd'hui est très médiocre (décembre), il se présente ici comme une rétention de faibles quantités de débris solides, au delà de la durée normale de la digestion.

OBSERVATION VI

Miessner (de Berlin), *Deutsche medicinische Wochenschrift*, 1895, n° 15

Un marchand de poisson, âgé de 51 ans, a depuis cinq semaines des vomissements journaliers très abondants, un sentiment d'oppression persistant. Il a maigri au point de ne peser que 88 livres, et il lui est impossible de se lever.

A droite, et au-dessous de l'ombilic, on sent une tumeur grosse comme le poing.

La grande courbure est à quatre travers de doigt au-dessus
de la symphyse du pubis, la petite à trois travers de doigt au-
dessus de l'ombilic.

Contenu de l'estomac, *cinq litres* de liquide. Pas d'H Cl.

Le 17 mai, gastro-entérostomie faite par Rotter. Immédiatement, suppression des vomissements et de l'oppression.

Quatre semaines après, augmentation de poids de quinze
livres. Maintenant (19 octobre), elle est de plus de trente livres.
Le malade a demandé à partir.

On fait faire un repas d'épreuve au malade, on retire au bout
d'une heure *très peu* de liquide, dans lequel on ne trouve pas
d'H Cl.

On sent toujours la tumeur près de l'ombilic. La cicatrice de
l'incision est au-dessous de l'ombilic à cause de la gastroptose.

OBSERVATION VII

ZELLER (de Stuttgard) (*résumée* in *Allgemeine médicinische central
Zeitung*, 1895, n° 85).

Cancer du pylore. — Gastro-entérostomie. — Survie de 21 mois.

Le malade, six ans avant avait eu une hématémèse, puis une
autre il y a deux ans. Depuis un an il avait des vomissements,
que les lavages stomacaux n'avaient pas supprimés. Douleurs
violentes. Forte dilatation de l'estomac. Pas d'HCl décelable
dans le liquide stomacal.

Le malade était énormément affaibli. Malgré cela on fit la
gastro-entérostomie. Après la laparotomie, on sentit une tumeur
dans la région du pylore. L'opération ne présenta rien de
particulier.

Cinq semaines après, le malade quitta l'hôpital avec une
augmentation de vingt-huit livres. Cette augmentation s'éleva à
cinquante-six livres en ces derniers temps, c'est-à-dire 21 mois
après l'opération.

F. MAHAUT.   4

La motilité de l'estomac était redevenue normale, mais on ne put jamais déceler d'H Cl libre.

C'est seulement dix-huit mois après que les douleurs commencèrent à apparaître de nouveau. Il survint de l'ictère, de l'ascite et la cachexie envahit le malade qui succomba dans le marasme.

L'autopsie démontra un carcinome du pylore gros comme une tête d'enfant. Malgré cette énorme tumeur, le malade avait pu après l'opération vaquer à ses affaires à son aise pendant une longue période de vingt-un mois. C'est donc un résultat très heureux.

CHAPITRE II

L'état général et les modifications fonctionnelles.

Les chirurgiens nous ont suffisamment fait connaître les modifications heureuses de l'état général après l'opération.

Nos observations sont d'ailleurs tout à fait remarquables à ce sujet, puisqu'on y mentionne un relèvement des forces suffisant pour permettre à un malade de reprendre son travail journalier, à une autre de vaquer aux soins du ménage, à une troisième de supporter une grossesse et un avortement artificiel qui n'ont pas arrêté son amélioration.

Enfin on peut y voir que l'augmentation de poids n'a pas une marche régulière. Il y a d'abord une courte période d'état stationnaire qui dure de 10 à 15 jours ; puis une seconde période de 1 à 3 mois, pendant laquelle l'augmentation de poids est très rapide. Puis le malade tend à reprendre le poids qu'il avait avant sa maladie. Mais il y arrive rarement, empêché par la marche progressive du cancer et l'apparition de la cachexie, ou bien enlevé brusquement par une complication brusque, telle que la gastrorrhagie.

Ces résultats ne diffèrent pas de ce qui est généralement connu. Aussi nous ne nous y arrêterons pas. L'autre côté de la question, et non le moins intéressant pour les médecins, tant au point de vue théorique qu'au point de vue pratique, c'est la façon dont ce comportent les fonctions de l'estomac après la gastro-entérostomie pour sténose cancéreuse.

M. Bouveret a déjà posé la question dans son livre. Malheureusement les documents sont encore peu nombreux, aussi bien aujourd'hui qu'il y a deux ans. Les publications citées par M. Bouveret, et d'autres parues ultérieurement se rapportent soit à des pylorectomies heureuses, soit à des gastro-entérostomies, pour sténose cicatricielle. Une seule, celle de Kænsche rapporte un cas de gastro-entérostomie pour cancer du pylore avec l'examen postopératoire. Les observations parues depuis sont bien rares. Nous croyons avoir réuni tout ce qui a été publié sur la question. Mais dans ces observations il y a peu de renseignements très précis sur les diverses particularités du fonctionnement de l'estomac avant et après l'opération. L'observation de M. Debove (II) et surtout celle de M. Devic (I) sont infiniment plus précises et plus complètes. Leur petit nombre leur donne d'autant plus de valeur.

Tels sont les matériaux de la discussion, Il serait en vérité à désirer qu'ils fussent beaucoup plus abondants pour pouvoir formuler des conclusions définitives. Quoi qu'il en soit, nous essayerons d'en tirer parti.

Mais pour bien apprécier les résultats de l'opération il

est tout à fait nécessaire de connaître l'état de la fonction
stomacale chez les cancéreux du pylore. Nous allons donc
exposer d'abord les troubles fonctionnels qui peuvent se
produire, autant que possible à l'aide des observations
que nous rapportons ou de celles que nous avons sous les
yeux, et en insistant sur les particularités que ces cas
présentaient.

§ I. — LES TROUBLES FONCTIONNELS DANS LE CANCER DU PYLORE.

La première fonction atteinte est apparemment la
fonction chlorhydropeptique. Cela se traduit subjec-
tivement par une sensation de pesanteur et de plénitude
à l'épigastre, par de la perte de l'appétit, de l'abattement,
de la somnolence, des palpitations, des troubles du goût

Dans l'observation I, ces troubles apparurent chez une
femme de 40 ans, nourrice, pendant un allaitement qui
durait depuis déjà 6 ou 7 mois. Peut-être l'allaitement
a-t-il eu une influence sur le développement du cancer ?
Jusqu'ici cette étiologie n'a été discutée nulle part. Nous
n'insisterons donc pas sur ce point.

L'acide chlorhydrique. — Objectivement, le chi-
misme stomacal démontre la plupart du temps de **l'ana-
chlorhydrie**. L'acidité totale est diminuée et on ne trouve
plus d'H Cl libre. Il y a cependant des exceptions et on a
signalé plusieurs fois la persistance de l'HCl. Sur douze
observations de cancer du pylore que nous possédons, il
y a précisément cinq cas ou l'H Cl libre persistait en

abondance, et parmi eux deux cas où l'on a fait le diagnostic de cancer greffé sur un ulcère. Dans sa dernière
statistique, Rosenheim a cité une série de 47 cas de
cancer où il a trouvé 13 fois de l'HCl libre (27 %). Sur
ces treize cas, il y avait deux fois de l'hyperacidité, cinq
fois une valeur normale et six fois de l'hypoacidité de
0,5 pour 1000. D'une série de recherches faites de bonne
heure et continuées longtemps, il conclut qu'il y a de
l'H Cl longtemps mais que sa production va toujours en
décroissant.

D'autre part, d'après un certain nombre d'observations
que nous avons recueillies ou analysées, il semble que
l'HCl ne persiste longtemps et avec une forte valeur *que
dans le cancer du pylore*. Nous n'avons pas trouvé
d'observation de cancer des courbures avec persistance
d'HCl en quantité appréciable. Cette considération, si elle
est exacte, peut avoir une grande importance pour le
diagnostic.

C'est encore dans ces cas qu'on a pu porter le diagnostic de cancer **greffé sur une cicatrice** d'ulcère. Ce
fait n'est pas admis par tous, notamment par M. le professeur Tripier, qui croit que ce sont des erreurs d'autopsie. Mais Rosenheim en a cité cette année un cas, dont
l'histoire clinique était celle d'un ulcère antérieur de
11 ans, ayant subi la dégénérescence cancéreuse depuis
4 mois et chez qui une pylorectomie a permis une vérifi-
cation immédiate et difficile à contester. D'ailleurs la
marche clinique de cette transformation est si typique
qu'on ne peut guère la nier. Dans un cas, M. Bouveret
avait fait le diagnostic d'ulcère avec adhérence à la vési-
cule biliaire, en se basant sur la présence de l'HCl libre

en abondance et sur l'histoire antérieure du malade. A la laparotomie, on trouva une masse cancéreuse. M. Bouveret est persuadé qu'il s'agissait d'un cancer développé sur la cicatrice d'un ancien ulcère. Dans l'observation II un fait indentique est rapporté.

Voilà pour l'HCl. Quant à la **pepsine** : d'après M. Bouveret, elle disparaît moins vite que l'HCl, car il suffit d'ajouter un peu d'HCl au liquide gastrique pour voir la digestion de l'albumine se produire. Mais elle finit aussi par disparaître. Cela n'a pas d'ailleurs grande importance puisqu'elle n'agit qu'en présence de l'HCl.

Nous avons vu que la **perte de l'appétit** est généralement observée. Mais il peut persister, et dans nos observations, il semble que c'est dans le cas où il y a persistance d'HCl libre. Malheureusement il y a des exceptions, et nous avons justement un cas où l'appétit, non seulement ne diminua pas, mais persista *exagéré* jusqu'au dernier jour, quoique l'HCl eût complètement disparu. On dit habituellement que c'est une question d'âge et que l'appétit est surtout conservé chez les jeunes. Or, ce malade avait 40 ans, c'est l'âge du cancer. Il est probable que la raison est ailleurs et nous pensons avec M. Devic que l'anorexie existe particulièrement dans le cas où il y a *une tumeur en nappe infiltrant la muqueuse sur une grande surface*, comme on le voit surtout dans le cancer des courbures, tandis que l'appétit serait conservé dans les cas où *le cancer est bien limité* et peu étendu, ce qui est fréquent au pylore. Chez plusieurs malades, dont l'appétit était conservé, on a pu constater, soit pendant l'opération, soit par l'autopsie, qu'il en était ainsi. Chez un malade de M. Devic on trouva à l'autopsie un cancer annulaire du pylore extrémement bien limité. Chez un malade de M. Bouveret on trouva également un cancer annulaire du pylore de la grosseur d'une petite mandarine, sans ulcération et sans adhérences. Chez le malade de M. Debove (*obs. II*) appétit conservé et tumeur assez bien limitée sans aucune adhérence, Rosenheim cite un cas avec conservation de l'appétit, où la tumeur était si peu étendue que l'on put faire facilement la pylorectomie avec un résultat très durable. Il nous semble donc légitime de proposer cette interprétation, mais nous n'essayerons pas d'en faire la physiologie.

Enfin, chez d'autres malades, non seulement il persiste un appétit modéré, mais, en outre, on peut ne pas trouver le dégoût pour la viande qui est donné comme caractéristique. La malade de l'observation I la préférait aux féculents.

La motilité. — Les troubles de la motilité ne sont pas moins importants. Ils suivent de près ceux de là sécrétion chlorhydropeptique. Dès que le pylore est un peu obstrué par la tumeur, on peut avoir une rétention totale. Elle est due vraisemblablement à un spasme du sphincter, qu'on a vu céder sous l'influence d'une simple laparotomie (thèse Pétouraud, *obs. II*).

Mais la **rétention** s'établit généralement plus tard, quand le pylore est suffisamment obstrué et que la tunique musculaire est frappée d'atonie ou dégénérée. La rétention se traduit par ce fait que sept heures avant le repas, l'estomac n'est pas encore vide. Le matin à jeun, on trouve du liquide avec des débris alimentaires. On peut en trouver en quantités très grandes. Dans l'observation I, après l'extraction de deux litres de liquide, il y avait encore du clapotage. Enfin après injection de salol, la réaction de l'acide salicylurique apparaît très tard dans les urines.

La rétention a plusieurs conséquences. D'abord la **douleur** qui consiste ordinairement dans une sensation de constriction et de crampe à l'épigastre, apparaissant après les repas et durant des heures, souvent permanente quand l'obstruction est complète. C'est l'estomac encore contractile qui se défend et tend à chasser le liquide vers le pylore. Souvent ces contractions péristaltiques se traduisent sur l'épigastre amaigri par des ondulations qui vont de gauche à droite. C'est ce qu'on voyait bien chez trois malades de M. Bouveret et dans l'observation II. Ces ondulations sont d'autant plus fortes que la musculeuse est plus intacte. Elles étaient moins nettes chez notre malade parce que l'atonie était prononcée.

On peut observer aussi une douleur sourde ou lancinante, à peu près continue, et dans des cas très rares d'une violence inouïe. Mais elle n'est pas particulière au cancer du pylore ; elle est due soit à l'ulcération de la tumeur, soit, d'après Brinton, à l'envahissement par le néoplasme de quelques filets du pneumogastrique.

La dilatation est à peu près constante au bout d'un certain temps. Elle se traduit par un bruit de *clapotage* qu'on peut produire *en dehors* de la période digestive, et par un abaissement de la grande courbure qui peut dépasser l'ombilic et même atteindre le pubis.

L'ectasie est d'autant plus forte que la stagnation permanente existe depuis plus longtemps et que l'énergie de la musculeuse est plus altérée. Chez notre malade, la grande courbure allait à quatre travers de doigt du pubis. Le clapotage était très considérable, surtout quand l'estomac était modérément distendu par les liquides, et l'atonie était telle que la petite courbure était abaissée par son propre poids.

Enfin la rétention est la cause des **vomissements** alimentaires. Les ingesta non évacués dans l'intestin distendent l'estomac, qui réagit plus ou moins vite, plus vite s'il est encore contractile et si la tumeur est ulcérée, et finissent par provoquer le réflexe du vomissement. Ce réflexe est quelquefois assez paresseux. Un malade de M. Bouveret était obligé de se titiller la luette pour pouvoir vomir et être soulagé ; car les vomissements font souvent cesser la gêne et la douleur.

Ces vomissements se produisent quelquefois sans effort et sans contraction violente de la paroi abdominale. Ce sont alors de *véritables régurgitations*, quelque chose de comparable à l'incontinence par regorgement. Chez notre malade I, l'estomac était si atone qu'il se laissait distendre comme une poche inerte par les aliments qui y séjournaient, et il se vidait par la bouche comme une vessie trop pleine, quand la distension avait atteint son maximum. Il était toujours à peu près plein et le surplus se vidait à mesure de l'ingestion de nouveaux aliments et presque dans les mêmes proportions ; et l'irrégularité des vomissements paraissait due à la quantité variable des aliments ingérés.

En dehors de ces cas, chez les estomacs encore rétractiles, les vomissements ont habituellement lieu quelques heures après les grands repas, quelquefois le soir seulement. Ils ont généralement une odeur infecte et contiennent des fragments d'aliments non digérés ; la viande est à peu près intacte. On peut y trouver des aliments ingérés depuis longtemps. On y constate généralement des fermentations anormales, l'odeur de l'acide lactique, celle de l'acide butyrique, et même celle de l'alcool. Enfin, d'après Boas, on trouverait constamment de l'acide lactique dans les vomissement et les repas d'épreuve, d'où son importance pour le diagnostic précoce.

L'acide lactique. — D'après MM. Kauffmann et Schlessinger, l'acide lactique serait produit par un bacille spécial différent du ferment lactique de Pasteur. Il ne produit pas de fermentation dans l'estomac tant qu'il n'y a pas de stagnation et que la sécrétion de l'HCl est conservée. L'HCl a, en effet, une action antiseptique sur les microbes de l'estomac. Dès qu'il est absent, les microbes pullulent et produisent des fermentations diverses (acétique, butyrique, lactique et même alcoolique) l'espèce de fermentation paraît dépendre non pas du processus anatomique sous-jacent, mais du genre d'aliments.

Sur les 12 observations que nous possédons, il y en a 5 où l'Uffelmann n'a pas décelé d'acide lactique, ce qui ne veut pas dire qu'il n'existait pas, puisque le réactif n'est pas assez sensible. Mais en tout cas il était très peu abondant. Or, ces cas sont précisément les 5 où il y avait de l'HCl libre en abondance : ce fait confirme l'opinion qui veut que l'acide lactique ne puisse exister dans les estomacs qui contiennent de l'HCl libre, quelle que soit l'affection dont il s'agisse.

Cependant l'observation I présente un fait curieux qui semble en contradiction avec cette opinion. En effet, de deux vomissements successifs, l'un contenait de l'HCl libre et pas d'acide lactique 2 heures après le repas, tandis

. que l'autre, 4 heures après le repas, contenait beaucoup d'acide lactique et pas d'HCl. La contradiction n'est qu'apparente et voici l'explication que nous en donnons d'après M. Devic.

Dans un estomac dilaté où il y a de la stase, les aliments des repas précédents occupent le fond de la grande courbure. Si la fonction sécrétoire n'est pas complètement détruite, ils subissent d'abord en ce point un commencement de digestion, puis à la longue des fermentations diverses. Finalement le liquide a une acidité très forte due surtout à des acides organiques (lactique, butyrique) tandis qu'il ne contient plus d'HCl, parce que celui-ci est neutralisé par la digestion. Au-dessus du liquide, il y a des gaz de fermentation qui occupent un espace limité par une muqueuse au repos et apte à sécréter.

Si des aliments viennent à être ingérés, ils restent dans cet espace supérieur, car l'estomac inerte ne peut brasser son contenu. C'est, du moins, une hypothèse vraisemblable qui a déjà été adoptée par certains auteurs. Ces aliments entrent en contact avec la muqueuse voisine, provoquent la sécrétion et subissent une ébauche de digestion. Si un vomissement se produit 2 heures après ce repas, ce sera aux dépens des derniers aliments ingérés et le liquide pâteux vomi aura surtout les caractères de la période de digestion, c'est-à-dire qu'il contiendra de l'HCl libre. Mais il aura une acidité un peu au-dessus de la normale parce qu'il contiendra un peu d'acide lactique provenant de son contact avec le liquide inférieur.

Quant au deuxième vomissement qui a lieu 4 heures après le repas, il aura naturellement les caractères de ce liquide inférieur : pas d'HCl libre, des acides lactique et butyrique qui lui donneront une forte acidité totale. C'est précisément ce qu'on trouvait chez notre malade, et ce fait bizarre en apparence est donc une confirmation de la loi générale.

L'acide lactique ne prend un certain volume que quand on ne peut plus déceler l'HCl libre. Il y aurait donc un rapport inverse entre la production d'HCl et celle d'acide lactique.

L'influence de la stagnation n'est pas moins grande, car si l'on fait des lavages nombreux, on supprime la production de l'acide lactique avec la stagnation.

§ III. — Le fonctionnement de l'estomac après l'intervention

L'exploration de l'estomac a été faite au bout d'un temps variable. Chez notre malade, on l'a commencée au bout d'un mois. Dans l'observation II, elle n'a été faite qu'après trois mois. Dans l'observation III, on l'a faite deux, trois, quatre et six mois après, malheureusement d'une façon incomplète. La malade de l'observation IV a été également examinée tous les mois.

La sécrétion. — Etudions d'abord les résultats de l'exploration chimique. Un premier fait auquel il fallait s'attendre, c'est que la sécrétion chlorhydro-peptique n'est jamais restaurée. J'ajouterai qu'elle n'a pas été amé-liorée, au moins dans les cas publiés jusqu'ici.

Dans les observations II, III, VI, VII, l'acide HCl libre

n'existait déjà plus dans le liquide gastrique avant l'opération et on n'en a jamais retrouvé malgré des recherches successives (Kœnsche). Aussi le liquide stomacal est-il **neutre**. Quand on retrouve de l'acidité, elle est toujours due à des acides organiques qui se développent à cause de la stagnation persistante.

Chez notre malade (*obs. I*) avant l'opération, on avait trouvé une petite quantité d'H Cl libre, dans un vomissement survenu deux heures après le repas : preuve que la sécrétion n'était pas tarie en entier. *Après l'opération on n'en a jamais retrouvé.* C'est ce qui arrive **régulièrement**, même dans les cas où il en existait en abondance avant l'opération, comme dans le cas de Debove ou les deux cas de Rosenheim : « Preuve, dit Rosenheim, que le processus a une marche progressive et qu'il est de nature maligne ».

Car ce n'est pas, vraisemblablement, l'opération qui est cause de la disparition de l'H Cl. Au contraire, il est possible qu'en opérant de très bonne heure on puisse retrouver de l'H Cl pendant quelque temps, avant que la destruction des glandes ne soit complète. L'H Cl ne disparaît donc pas *à cause* de l'opération, mais *malgré* elle. L'opération peut tout au plus atténuer l'action neutralisante du suc cancéreux ; mais elle ne supprime pas la tumeur, elle n'arrête pas les gastrites de formes diverses qui envahissent peu à peu la muqueuse voisine avant l'infiltration cancéreuse et amènent l'atrophie glandulaire (Rosenheim et Mathieu).

Dans notre cas, pour le vert brillant on a eu aussi une réaction très légère, décelant des traces de l'H Cl combiné. Pour MM. Hayem et Winter, cela signifierait que la digestion gastrique persiste en partie. Mais leur théorie n'est guère admise que par eux. Pour nous, les traces de l'HCl combiné signifient que quelques glandes fonctionnent encore à ce moment. Ce qui n'est pas étonnant, puisque la destruction de la muqueuse a lieu pas à pas et de proche en proche. Mais l'effet utile au point de vue de l'acte digestif est à peu près nul, et on a d'autant moins à en tenir compte, que dans un délai très court, ces traces même doivent disparaître.

Si après une opération faite de bonne heure, on en retrouvait encore un peu, ce ne serait donc que pour peu de temps ; et en pratique, c'est un fait négligeable, et sur lequel il ne faut pas compter.

On peut en dire à peu près autant de la **pepsine**, quoiqu'elle puisse persister plus longtemps (*obs. II*). En somme, l'opération ne peut amener aucune amélioration notable de la fonction chlorhydro-peptique et la digestion gastrique est supprimée en fait. Cependant, dans l'observation I, on a retrouvé la réaction des peptones : fait suffisamment expliqué par la stagnation qui favorise l'action des microbes, ou celle des acides organiques en présence de la pepsine, car la présence d'un peu d'HCl combiné n'est pas suffisante pour l'expliquer.

Nous noterons encore que chez nos malades, l'**appétit** est bon, ce qui prouve bien que l'absence d'H Cl n'est pour rien dans l'anorexie.

Enfin l'estomac peut présenter une **tolérance** bien curieuse pour des aliments grossiers et difficiles à digérer, tels que les choux et le pain de sarrazin.

Et la preuve est faite que la digestion intestinale suffit à entretenir la nutrition et même à la relever, puisque les malades peuvent augmenter de poids ; et que la *fonction motrice de l'estomac est plus importante que la fonction sécrétoire.*

En résumé, il ne faut pas comparer les résultats de la gastro-entérostomie dans une sténose cancéreuse avec ceux qu'elle donne dans les sténoses cicatricielles ; car dans ce cas la muqueuse reste intacte, la sécrétion chlorbydro-peptique est conservée, et il y a grand intérêt à favoriser la digestion stomacale. On peut alors obtenir un résultat aussi heureux que par la pylorectomie dans le cancer, où une *restitutio ad integrum* de la sécrétion et de la digestion stomacales est possible ; tandis qu'on ne l'observera jamais après la gastro-entérostomie pour une sténose cancéreuse.

La motilité. — Aussi les modifications de la motilité sont-elles plus intéressantes. Elles sont aussi plus heureuses.

Que devient la RÉTENTION ? Il est évident que par la création d'une fistule gastro-jéjunale l'estomac a la possibilité d'évacuer son contenu dans l'intestin et que les conséquences de la rétention sont supprimées à l'instant.

Les grands **vomissements** ont disparu immédiatement chez notre malade. Le même fait est noté dans toutes les autres observations, et il est cité également dans les observations des chirurgiens. C'est le gros fait, le résultat patent de l'opération. On a bien noté quelques régurgitations accidentelles chez certains malades, surtout quand ils avaient trop mangé. Mais le grand vomissement périodique ou la régurgitation permanente, telle qu'on l'observait chez notre malade, n'existe plus.

Du fait même de l'existence de la fistule, la **douleur**
constrictive, la contraction spasmodique de l'estomac qui
cherche à faire franchir le pylore aux ingesta est supprimée, de même que les ondulations épigastriques spontanées qui en sont la manifestation. Tout au plus les
produit-on encore par la palpation (Obs. I).

L'évacuation est donc possible et elle a lieu, au moins
en partie, mais *plus lentement* qu'à l'état normal. Ainsi
chez notre malade on trouvait du liquide dans l'estomac
le matin, bien qu'elle n'eût pris ni aliments solides ni
liquides depuis au moins 6 heures. Il en était de même
dans l'Obs. II, car on pouvait retirer 500 ou 600 gr.
d'une bouillie d'odeur infecte et contenant des aliments
non digérés. Le malade III observé pendant 6 mois,
n'avait pas l'estomac complètement évacué 7 heures après
les repas. Chez d'autres malades, les résultats sont meilleurs. Chez le malade (IV) de Rosenheim, les liquides, la
soupe, le lait traversent assez rapidement l'estomac ; ce
qui n'a rien d'étonnant, car cela a lieu à l'état normal.

Les aliments solides y séjournent plus longtemps. Mais
dès le grand matin l'estomac est *complètement vide*,
même si le repas du soir a été copieux. On trouve bien
encore au delà de la durée normale de séjour dans l'estomac quelques particules solides qui sont restées adhé-
rentes aux plis de la muqueuse. Ces restes ont diminué
petit à petit et étaient négligeables 6 mois après. Dans
l'observation V les résultats sont à peu près les mêmes.
Quant aux autres observations, elles sont trop succintes
sur ce point.

On serait peut-être porté à croire que le liquide
s'écoule simplement d'une façon ininterrompue, comme

par un entonnoir et que les parties solides qui restent sont poussées peu à peu par l'action musculaire. Autrement dit qu'il y a *une véritable incontinence* gastrique. C'est probablement vrai dans les cas où la musculeuse est très altérée ou quand l'estomac est fortement dilaté par la distension ou à cause de l'atonie motrice. C'est le cas des observations I et II où l'incontinence était prouvée par le reflux des liquides intestinaux, et par l'insufflation de l'intestin qui avait lieu quand on insufflait l'estomac. Dans ces cas, en effet, les liquides ne séjournent probablement dans l'estomac que parce que la dilatation a créé une sorte de poche inerte au-dessous de la fistule gastro-jéjunale, tandis que les solides sont évacués par l'effort lent de la musculeuse affaiblie.

Mais dans d'autres cas ce n'est pas exact. Car si les ingesta ne se maintenaient dans l'estomac que grâce à la différence de niveau entre la fistule et le fond de la grande courbure, l'estomac ne serait jamais vide. Or, dans les observations IV et V *l'estomac finissait toujours par se vider*, quoique *plus lentement*, et il n'y avait pas de stagnation : Il n'y avait pas d'acide lactique malgré l'absence d'HCl. Cela prouve que l'estomac avait repris sa contractilité et qu'il n'était plus guère dilaté. En outre, par l'insufflation aucun gaz ne passait dans l'intestin. Et de plus Rosenheim a sondé les malades *à diverses périodes de la digestion,* et il s'est rendu compte que l'évacuation était tout à fait progressive et que les masses solides étaient poussées en même temps que les liquides par **ondées successives** à travers la fistule.

Cela semble donc bien indiquer que, dans les estomacs qui reprennent, au moins partiellement, leur contractilité il y a une *fermeture fonctionnelle* de la fistule, qui est peut-être produite par les fibres musculaires voisines, remplissant le rôle de sphincter, et qu'on pourrait sans doute favoriser par un artifice de la technique opératoire. Dans ces estomacs, il ne peut donc être question d'un séjour des liquides dû simplement à la situation de la fistule à un niveau supérieur.

Et d'ailleurs ce séjour a bien peu d'importance dans l'affection qui nous concerne, puisque les aliments ne subissent plus aucune digestion dans l'estomac. Celui-ci ne joue plus qu'un rôle comparable à celui de la panse des ruminants. C'est une poche qui emmagasine la masse alimentaire ingérée tout d'un coup, et qui la déverse peu à peu dans l'intestin, où elle subit progressivement la digestion intestinale.

Pour ces estomacs encore contractiles qui reviennent bien sur eux-mêmes et qui restent peu ectasiés, le **point** où la fistule a été établie est à peu près indifférent. Elle se trouve toujours assez près du pylore pour que le **sens** du flux stomacal ne soit pas sensiblement modifié. Les chirurgiens évitent même de la faire trop près du pylore malade, pour qu'elle ne soit pas envahie rapidement par le néoplasme, ce qui ferait perdre tout le bénéfice de l'opération. Par un excès contraire, certains la font même le plus loin possible du pylore.

Mais il ne doit pas en être de même dans les estomacs atones et très dilatés, qui n'ont pas la force de se vider et qui conservent en permanence des liquides dans leur grande courbure. La stagnation et les fermentations qu'elle amène, entretiennent l'**irritation** de la muqueuse et du néoplasme ; sans compter que l'acidité très forte du liquide peut gêner la digestion intestinale.

Pour y remédier, il serait peut-être indiqué, dans ces cas, de créer la fistule dans un **point déclive** le plus voisin possible du fond de l'estomac. On pourra objecter qu'il en résulterait une évacuation trop rapide de l'estomac et une accumulation trop brusque des aliments dans le jéjunum. Mais par le fait même de l'inertie de l'estomac cette évacuation serait suffisamment lente et l'accumulation brusque ne pourrait se produire. La seule objection qui me paraisse sérieuse serait tirée de la difficulté et du danger de faire une fistule sur la grande courbure qui est la région la plus vasculaire (1).

Mais il serait nécessaire de pouvoir **diagnostiquer avant** l'opération cette dilatation irréparable. On peut se baser pour cela sur la longue durée de la sténose et de la distension, sur l'abaissement très considérable de la grande courbure, et surtout sur la diminution progressive de la fréquence des vomissements, tandis que la quantité de liquide contenue dans l'estomac va en augmentant ; enfin sur la diminution de l'abondance des vomissements, qui sont remplacés par une évacuation par regorgement spontané des liquides de rétention : tous ces signes indiquent que l'estomac se paralyse de plus en plus et devient de plus en plus inerte.

Après cette diversion chirurgicale, revenons aux autres conséquences produites par la suppression de la rétention. Le plus souvent **la constipation** cesse : les liquides stomacaux pouvant s'écouler dans l'intestin, il en résulte que celui-ci est suffisamment baigné ; les matières plus

---

(1) Le bouton de Murphy, qui ne nécessite pas l'hémostase parce qu'il la fait lui-même, rendrait peut être l'opération plus facile.

abondantes réveillent les contractions de la musculeuse, elles ne présentent plus cette consistance et cet aspect de mastic durci qu'elles avaient auparavant. Aussi le plus souvent les selles deviennent-elles régulières et spontanées. C'est ce qui est noté dans les observations II et IV. Mais dans l'observation I le résultat ne fut pas si heureux. Les matières restaient très dures et les selles n'étaient guère obtenues que par des lavements. Sans vouloir trop expliquer ce fait, on peut penser qu'il existe de la paresse et peut-être de l'atrophie de la tunique musculaire, qui avait été longtemps sans fonctionner. Nous avons vu en effet, chez un autre malade, que les anses intestinales étaient comme flétries et rétractées.

Enfin les liquides de l'intestin, facilement absorbés, passent dans la circulation, suppriment la soif et permettent aux reins de fonctionner facilement.

Un second point intéressant c'est de savoir **ce que devient la dilatation** de l'estomac. Quand les faces de l'estomac ne sont pas encore infiltrées pas le cancer, ou quand la distension n'a pas duré trop longtemps, l'estomac peut reprendre son élasticité et sa contractilité, au moins en partie. C'est ce qui est probablement arrivé dans l'observation IV et sûrement dans l'observation V. Car l'insufflation n'a pu ramener la grande courbure jusqu'à l'ombilic qu'elle dépassait auparavant.

On sait bien que les dilatations à développement rapide, celles qui sont dues au rétrécissement du pylore et à la distension consécutive, ne sont pas définitives, si la cause ne persiste pas trop longtemps, tandis que les dilatations produites par l'atonie primitive ou dégénérative de la tunique musculaire sont irrémédiables.

Et en effet. dans d'autres cas moins favorables, on trouve que la dilatation n'a pas sensiblement diminué. Nous avons vu qu'elle se traduisait par la persistance de l'abaissement de la grande courbure, et de la stagnation dans ce point déclive. Chez le malade II on pouvait retirer le matin à jeun 500 à 600 gr. de liquide. Chez notre malade le liquide était moins abondant, car on n'en pouvait retirer que 80 à 100 gr. Cela suffisait cependant pour permettre le clapotage qu'on constatait le matin. D'ailleurs, chez elle, le résultat n'en était pas moins heureux, si l'on se reporte à son état d'atonie gastrique avant l'opération, tel que son estomac se laissait distendre jusqu'à une régurgitation sans effort.

Enfin un des principaux effets de la stagnation était de favoriser les fermentations butyrique, lactique, etc. **Ces fermentations** n'existaient pas quand il y avait de l'HCl libre. Mais comme après l'opération on n'en retrouve plus, la présence de l'acide lactique est en corrélation avec la stagnation et par conséquent avec la motilité de l'estomac. En effet, dans le cas où l'évacution n'est pas complète, on trouve de l'acide lactique. Il est trouvé en abondance dans les observations II et III. Dans notre cas on a examiné le liquide extrait le matin, et on a toujours trouvé de l'acide lactique en abondance. Dans le liquide extrait après le repas d'épreuve (sans lavage) fait aussitôt après la première extraction, il existait également, mais la réaction était chaque fois moins intense, ce qui s'explique facilement, parce que le repas n'était resté qu'une heure et quart dans l'estomac. Il y avait également de l'acide butyrique, .

Dans les observations IV et V, malgré l'absence de

l'HCl libre, il n'y avait pas d'acide lactique; mais c'est qu'il n'y avait ni rétention ni stagnation et que l'estomac était évacué assez rapidement.

Cette présence de l'acide lactique peut donner au liquide gastrique une acidité assez forte, puisque l'on trouvait A = 1.80 dans l'observation II, et A = 1.40 à 1.80 dans notre cas. Et encore l'acidité était peut-être un peu diminuée par la présence de la bile qui refluait de l'intestin dans les deux cas.

Cette complication est également signalée dans l'observation III où le reflux était assez abondant pour déterminer chaque nuit plusieurs vomissements bilieux. Le même fait a été observé plusieurs fois par les chirurgiens qui ont cherché à le prévenir par des artifices de technique.

Dans notre cas, la bile a été constatée à deux reprises dans le liquide extrait le matin et deux fois après un repas d'épreuve, chaque fois avec netteté. Mais la quantité de bile n'était pas suffisante pour colorer les liquides extraits. On n'a pas cherché le suc pancréatique.

Dans l'observation II, il n'y avait pas de suc pancréatique dans le liquide de stase; mais le liquide extrait après un repas d'épreuve contenait du suc pancréatique et assez de bile pour lui donner une forte teinte verte. « Malgré cela, comme M. Debove le fait remarquer, ce reflux a paru n'avoir *aucun inconvénient*. Jamais le malade n'a vomi ni eu la nausée ». Et il en était de même pour notre malade de l'observation I.

Pour déterminer des accidents comme ceux rapportés dans l'observation III : aigreurs, nausées, vomissements bilieux nocturnes, il faut que le reflux soit très abondant

et qu'une forte quantité de bile pénètre dans l'estomac et
y agisse en masse.

Ce reflux abondant de la bile paraît indépendant du
siège de la fistule, car on l'a observé également dans les
anostomoses avec la face antérieure et la face postérieure
de l'estomac. On a supposé qu'elle est due peut-être aux
contractions péristaltiques de l'anse intestinale qui vont
en sens inverse de celle de l'estomac. Aussi de tous les
moyens proposés pour y remédier, celui qui séduit le plus
et qui paraît le plus simple, c'est le procédé de ROCKWITZ
(indiqué par Doyen) qui consiste à faire décrire à la première portion du jéjunum une boucle à branches croisées,
dont le point culminant est fixé par quelques points de
suture à la paroi antérieure de l'estomac, et dont la branche
descendante, qui se dirige du côté du pylore, porte la
bouche anastomotique. Ce procédé a été employé une
fois avec succès par M. Jaboulay (1). Mais nous ne voulons
pas entrer dans une discussion de technique opératoire.
Qu'il nous suffise d'ajouter que ces vomissements cèdent
par la position assise permanente ; ce qui semblerait indiquer que le reflux n'est peut-être pas dû à des contractions péristaltiques de l'intestin, mais à une disposition
particulière qui favorise l'action de la pesanteur, pendant
la nuit, dans la position couchée.

Telles sont les modifications que la gastro-entérostomie produit dans le fonctionnement de l'estomac. L'amélioration porte surtout sur la fonction motrice. Elle y est
d'autant meilleure que la tunique musculaire était moins

(1) Un procédé indiqué par M. Jaboulay, la jéjuno-duodénostomie, est
peut-être plus sûr. mais il est plus long parce qu'il nécessite deux anostomoses.

altérée et que sa distension a duré moins longtemps. Elle n'est pas comparable à celle que peut produire la **pylorectomie** dans le cancer, où la gastro-entérostomie elle-même dans les sténoses cicatricielles. Mais dans les cas les moins heureux, l'amélioration est encore très appréciable.

Disons pour terminer qu'il serait peut-être curieux de savoir si l'opération a une influence quelconque sur **le développement de la tumeur**. Dans notre observation I, ce développement n'a pas été retardé, car la malade est morte de l'ulcération de son cancer qui a produit une hémorrhagie foudroyante. Dans l'observation VII, la tumeur a continué à croître au point d'avoir la grosseur d'une tête d'enfant. Mais dans les observations IV et V, Rosenheim a constaté que durant quatre mois, la tumeur ne s'est pas accrue d'une façon appréciable à la palpation, et est très disposé à croire que par la suppression de l'irritation locale causée par la stagnation, la force d'accroissement de la tumeur est détruite et que l'opération a absolument prolongé la vie.

CHAPITRE III

Remarques

Si nous nous résumons, nous arrivons à cette conclusion qu'en pratique la digestion gastrique n'existe plus après la gastro-entérostomie, malgré elle et non par elle ; il est inutile d'espérer une restauration de la fonction sécrétoire, qui ne pourrait être que passagère dans les cas les plus heureux, et les efforts doivent tendre à l'amélioration de la fonction motrice.

De la critique de nos observations, il ressort que les résultats sont d'autant meilleurs que l'élasticité et la contractilité de l'estomac étaient moins altérées. Or, leur intégrité dépend pour une grande partie de la courte durée de la sténose et de la distension stomacale, et pour le reste de la plus ou moins grande étendue de l'infiltration cancéreuse dans les tuniques de l'estomac. Cette dernière condition est inaccessible à nos moyens. Mais la première est dans la main du médecin qui fera un diagnostic précoce, et posera l'indication opératoire, dès que la sténose sera confirmée,

Mais nous avons la preuve que dans les cas les plus

désavantageux, l'opération peut donner des résultats aussi bons qu'on est en droit d'en exiger d'une opération palliative, puisqu'elle supprime les symptômes les plus fâcheux ou les plus propres à hâter l'issue fatale, tels que les vomissements, la douleur, la constipation et surtout l'inanition. Seulement, comme dans ces cas d'atonie l'amélioration de la motilité est médiocre, il faut que les malades ne se croient jamais complètement guéris, comme le croyait le malade de l'observation II. Ils devront toujours se ménager et prendre garde tout particulièrement aux excès de table et aux repas trop copieux. Avec des habitudes prudentes, le résultat sera encore satisfaisant.

Quant aux résultats opératoires, ils peuvent être excellents, et la mortalité minime, si les conditions sont bonnes et le chirurgien exercé à cette opération. Rosenheim a fait opérer par Hahn une série de onze cancéreux du pylore, sans en perdre un seul : remarquable exemple d'une grande habileté chirurgicale alliée à une rare compétence médicale et j'ajouterai aussi, à une docilité peu commune de la part des malades.

On peut donc recourir à cette opération avec beaucoup de chance d'obtenir un résultat opératoire et fonctionnel excellent si la sténose est récente et le malade encore vigoureux. Mais il semble qu'il est encore permis de conseiller l'opération aux malades déjà affaiblis par une inanition prolongée, et dont l'estomac est distendu depuis longtemps, pourvu qu'ils soient capables de supporter le choc opératoire. Seulement les chances de succès sont bien moindres et les résultats fonctionnels moins parfaits. Mais ils sont suffisamment bons pour que l'opération soit indiquée. Il faut alors tenir compte des diverses circonstances dans lesquelles se trouvent les malades. Il y a là, comme ailleurs, à peser des raisons d'ordre moral, qui rendent délicate la tâche d'un médecin consciencieux.

Il serait beaucoup à désirer que les résultats heureux d'une intervention précoce fussent mieux connus du public médical. Les praticiens ne laisseraient plus les malades arriver à la dernière extrémité, et ceux qui seraient opérés dans de mauvaises conditions ne pourraient s'en prendre qu'à eux-mêmes.

CONCLUSIONS

Les résultats du traitement palliatif du cancer du pylore, outre ceux déjà connus, sont :

I. Des modifications plus ou moins profondes portant sur la motilité de lestomac :

a) Tantôt la rétention est complètement supprimée et alors on ne trouve plus d'acide lactique dans les liquides gastriques ; tantôt elle n'est que diminuée et il y a de l'acide l'actique.

b) La stagnation est en rapport avec l'état de la contractilité stomacale. Si l'estomac est atone, il reste dilaté comme avant l'intervention et il y a de la stagnation parce que la bouche artificielle est à un niveau supérieur à celui du fond de l'estomac. Pour éviter la stagnation il serait nécessaire dans ces cas de créer la bouche stomacale, le plus près possible du fond de l'estomac.

c) Il n'y a pas de véritable incontinence gastrique, car il y a souvent une fermeture fonctionnelle de la bouche artificielle. Au contraire, l'évacuation est toujours plus lente qu'à l'état normal.

d). — Mais on peut observer un reflux des liquides biliaire et pancréatique dans l'estomac. Ce reflux paraît n'amener aucun trouble quand il n'est pas trop abondant.

II. — La sécrétion chlorhydro-peptique n'est pas améliorée. Elle disparaît même malgré l'opération et non à cause d'elle, du fait de l'envahissement progressif du néoplasme et de la gastrite concomitante.

La digestion gastrique est à peu prés supprimée en fait. Les fonctions de l'intestin et de ses glandes annexes suffisent à entretenir la nutrition, pendant un certain temps du moins.

III. — Ces résultats sont suffisamment encourageants pour qu'on puisse recommander l'emploi de la gastro-entéro-anostomose dans tous les cas de sténose cancéreuse du pylore. Ils sont d'autant meilleurs que l'opération est faite plus tôt.

(1) Ce travail était déjà à l'impression quand a paru une communication de M. Hayem (in *Bulletin de la Société médicale des Hôpitaux*, 14 novembre 1895), où il donne des conclusions différentes. Nous ne pouvons pas les discuter ici. Nous dirons seulement qu'elles sont passibles du reproche que nous formulions dans notre introduction. M. Hayem conclut d'un cas de sténose cicatricielle à un cas de sténose cancéreuse. Enfin l'acte digestif est apprécié d'après sa théorie sur la digestion gastrique. Comme elle n'est guère admise que par lui, nous mettons en doute ses conclusions sur la persistance de la digestion dans *le cas de cancer*.

INDEX BIBLIOGRAPHIQUE

Bouveret. — Traité des maladies de l'estomac, 1893.

Deboye et Soupault. — *Bul. de l'Acad. de médecine*, 6 août 1895.

Jaboulay. — Influence de la laparotomie (*Lyon médical*, 18 nov. 1894).

Koensche. — *Deutsche med. Wochens.* 1892, n° 49.

Kauffmann et Schlessinger. — *Wiener Klin. Rundschau*, 14 avril, 1895.

Lésine. — *Vratch*, 1895, n° 35.

Miessner. — *Verein für inner e medicin. Deut. med. Wochens*, 31 janvier 1895.

Mintz. — *Zeitschrift für Klin. medicin*, Bd. XXV, p. 136.
    —   *Wiener Klin Wochens.*, VIII, 20.

Oppler. — *Zü kenntniss des Mageninhalts beim carcinoma ventriculi. Deutsche med. Wochens.*, 31 janvier 1895.

Pétouraud. — Cancer et acide lactique, thèse Lyon, 1895.

Rosenheim. — Un cas de gastrite grave. (*Berliner Klin, Wochens.*, 1894, n° 39.)

— *Uber das Verhalten der Magenfunction nach Ausfuhrung der Gastro enterostomie*, 1894, n° 50.

— *Uber die chirurgische Behandlung der Magen-Krankheiten. 1. 2. 3. Deutsche med. Wochens.*, 1895.

— *Uber einige operativ behandelte Magenkranke nebs Bemerkungen uberMilchsaüregœhrung. (Deutsche med Wochens., 1895, n° 15 et 16.*

Villard. — Mécanisme du reflux de la bile (*Lyon médical 1894.*)

Zeller. — *Wurtemberger Corresp. Blatt, 1895.*
—   *Allg. med. Central Zeitung, 1895, n° 85.*

9 782019 290979